CONSIDÉRATIONS

SUR

L'HUMIDITÉ.

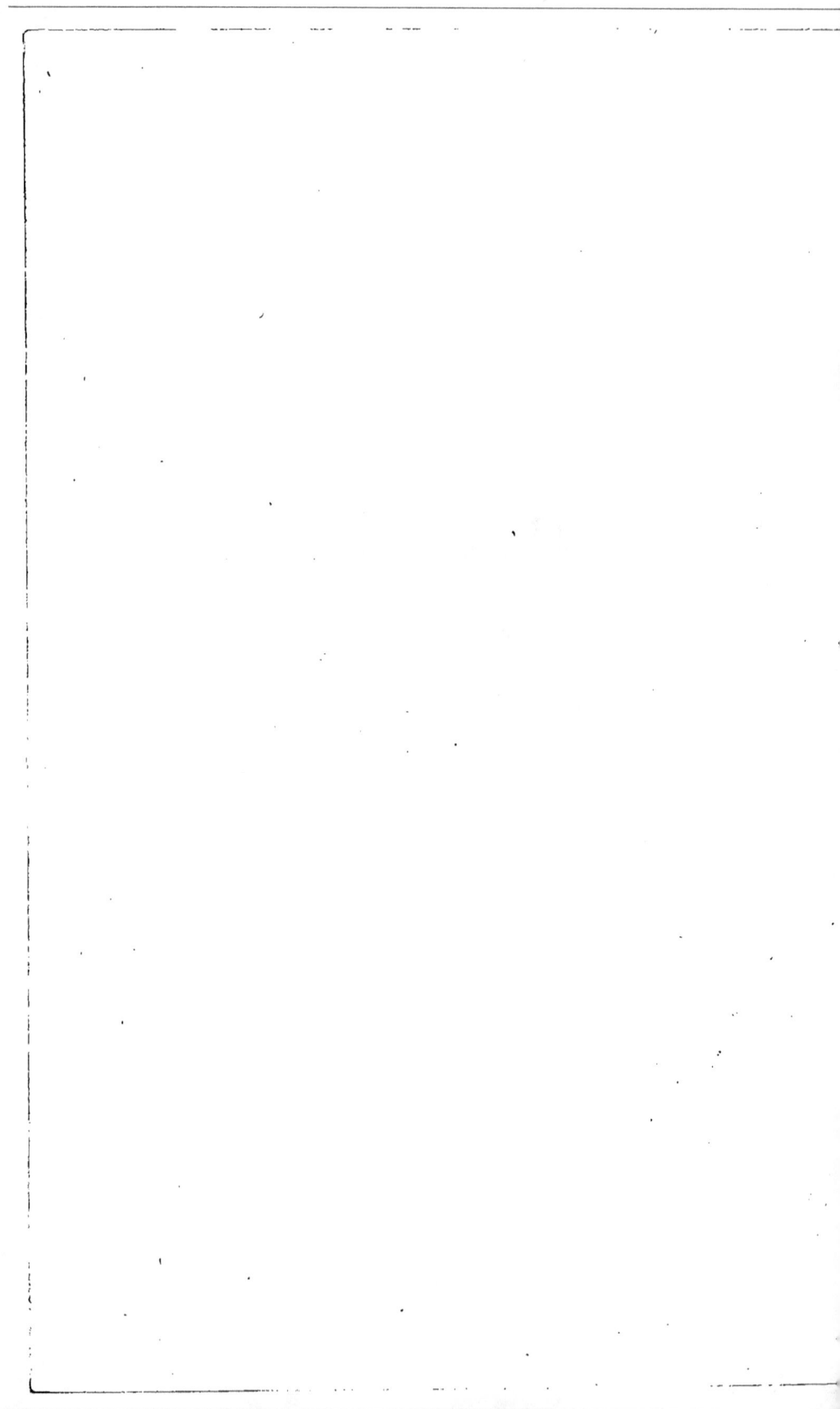

CONSIDÉRATIONS

SUR

L'HUMIDITÉ,

Par L.-E. PIHOREL,

DOCTEUR EN MÉDECINE,

CHEVALIER DE LA LÉGION D'HONNEUR,

*Ancien Chirurgien – Major des Hôpitaux militaires; Membre de la
Société Médicale d'Emulation de Paris; des Sociétés de Médecine
de Lyon, Rouen et Caen; des Sociétés académiques de Lille,
Cambrai, etc.*

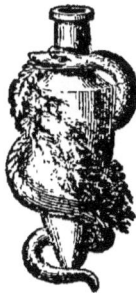

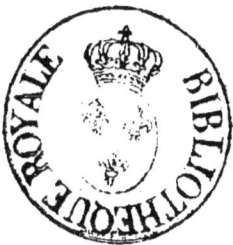

ROUEN,

IMPRIMERIE D'ÉMILE PERIAUX FILS AÎNÉ, RUE PERCIÈRE, N° 26.

1826.

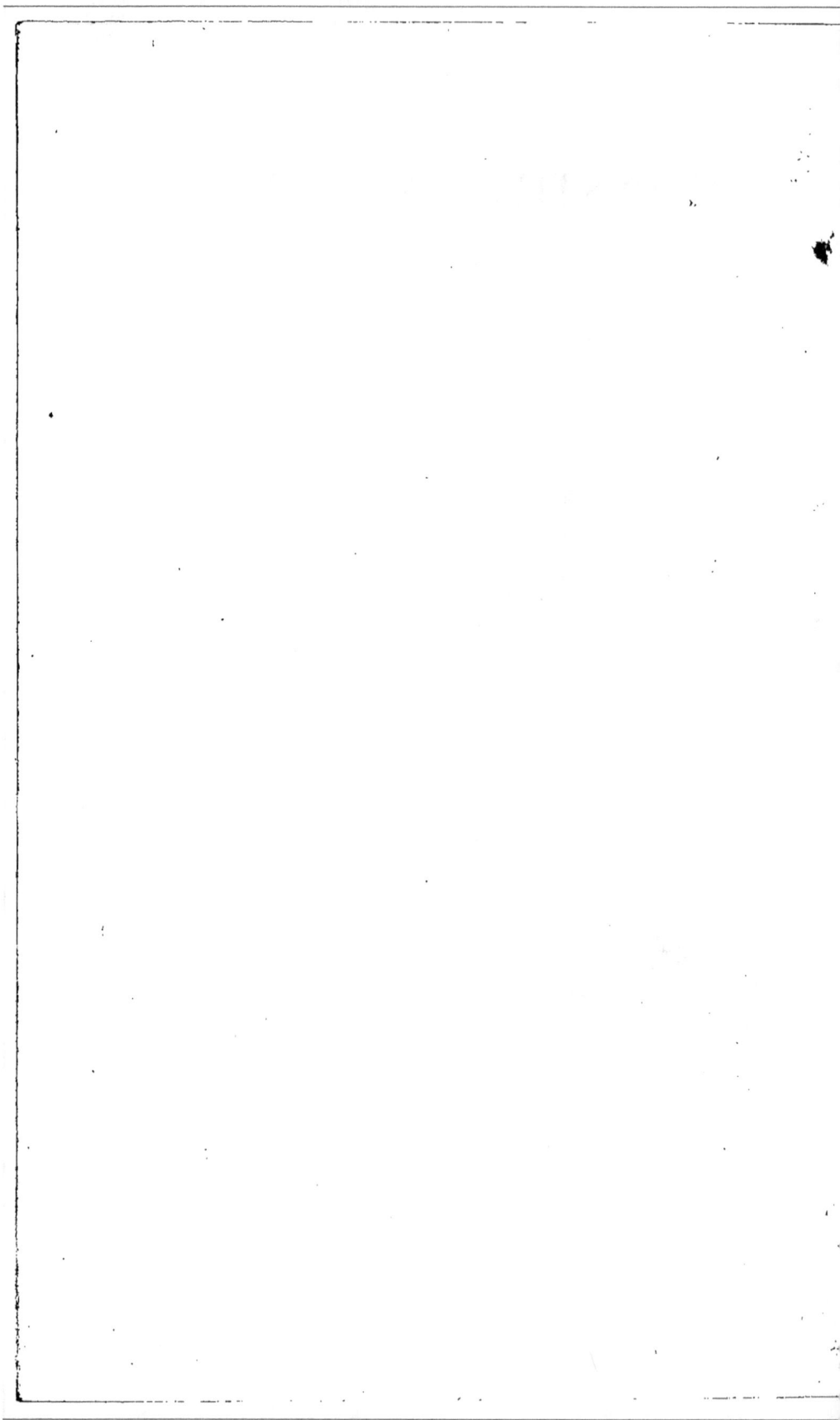

CONSIDÉRATIONS

SUR

L'HUMIDITÉ.

En nous occupant de recherches sur l'Humidité, nous avons eu le projet de rassembler dans un cadre étroit une partie de ce qui a été observé sur ce sujet important de l'hygiène. Après avoir voyagé dans divers climats, soit en Afrique, soit en Amérique, soit en d'autres parties de l'Europe, nos observations constantes ont eu pour but de distinguer les effets de la température atmosphérique sur l'économie animale, et sur une partie des êtres organisés, animaux et végétaux. Doué dans notre jeunesse d'une faible constitution, nous avions éprouvé les effets trop souvent nuisibles de l'humidité, et médité sur le peu d'importance qu'on accorde généralement aux variations atmosphériques. Le souvenir des maux passés et l'intention bien sincère d'être utile, nous a fait prendre, pour sujet de ce Mémoire, l'Humidité. Puissent nos efforts être appréciés, notre but sera rempli ! Nous espérons que dans le Traité général que nous nous proposons de publier ultérieurement, on pourra trouver des vues d'assainissement pour les établissements publics et pour les habitations particulières ; le marin, le soldat et le père de famille, y trouveront des conseils souvent utiles et salutaires.

L'humidité offre donc, sous le rapport médical, beaucoup de choses à considérer, et son influence sur l'économie est d'une telle importance, que le médecin doit tâcher d'arriver au moyen d'en prévenir les effets. Il doit faire attention à l'état hygrométrique de l'air qui, dans bien des circonstances, peut produire, entretenir ou augmenter certaines maladies.

L'humidité est la qualité des corps qui tiennent en solution une certaine quantité de particules aqueuses dont la présence peut être connue à l'aide d'instruments destinés à mesurer cette quantité.

L'air atmosphérique est le réservoir commun de l'humidité; s'il en est saturé, les corps s'en pénètrent, tandis que dans son état calorifère, ou de sécheresse, il leur enlève cette surabondance qui pénètre, altère ou détruit ces mêmes corps trop long-temps soumis à son influence.

La physique donne la possibilité de mesurer la quantité absolue d'eau contenue dans l'air, mais non les moyens d'en connaître la salubrité. L'humidité se trouve dans l'air dans des proportions différentes; terme moyen, on évalue sa quantité à la huit cent cinquantième partie. On sait que les moindres porportions d'eau peuvent-être reconnues à l'aide d'instruments nommés hygromètres ou hygroscopes.

Tous les terrains bas sont généralement humides; nous nommerons bas, tous ceux entourés de montagnes, voisins des rivages de la mer, ou arrosés par les fleuves ou les rivières, ou traversés par des ruisseaux et des canaux; ceux au milieu desquels on rencontre des lacs, des étangs, des marais, des mares fangeuses; ceux enfin, où l'air est communément épais, peu agité et où règnent des pluies et des brouillards fréquents ; tels sont en France certains terrains voisins des bords de la Manche, du Rhin, du Rhône, de la Seine, et de la Loire. Dans la Sologne et dans la Basse-Bresse, l'humidité est si constante et tellement débilitante, que les habitants y sont habituellement languissants, et présentent presque tous les caractères de la faiblesse physique à laquelle se joint un anéantissement des facultés morales.

Dans les Iles Britanniques, l'Angleterre, où les brouillards sont fréquents, l'Irlande, pays entrecoupé de lacs et de marais, l'air est constamment humide.

En Allemagne, les contrées les plus humides sont : les plaines de la Hongrie, celles de la Bohême, une grande partie du Hanovre, le Danube, au cours large, aux rivages malsains et trop souvent meurtriers, les bords de la mer Baltique, où l'air est toujours brumeux, ce qui rend l'humidité permanente et donne à cette partie du globe une température excessivement malsaine.

Dans le royaume des Pays-Bas, le Brabant, le pays bas de la Gueldre, l'humidité est excessive, ainsi que dans la Hollande, qui, de toutes les parties de l'Europe, offre le sol le moins élevé au-dessus du niveau de la mer, et serait le pays le plus humide et le plus insalubre, sans la grande quantité de canaux qui traversent en tous sens cette contrée, autrefois si riche et si commerçante.

En Pologne, on trouve, comme causes d'humidité, le Niémen, qui prend sa source dans le palatinat de Minski, et arrose la partie septentrionale de la Prusse;

la Vistule, qui, traversant une partie de la Pologne, répand une grande humidité dans les terres situées le long de son cours, et s'élargit vers son embouchure avant de se perdre dans la Baltique, au-dessous de Thorn, ville dans laquelle se remarque une humidité presque constante.

En Prusse, la Silésie et les bords de l'Oder;

En Suède, les tourbières d'Asarp, sont les contrées les plus humides.

La plus grande partie du royaume de Danemarck se trouve pénétrée d'une humidité froide et malsaine; cependant il n'y a point de marécages, cette humidité est due seulement à l'évaporation des mers qui l'entourent.

En Russie, on doit citer les gouvernements d'Astracan, d'Orenbourg, où le sol est d'une nature saline, ce qui entretient dans le pays une grande humidité; les bords du Don qui prend sa source à vingt-cinq lieues au sud de Moscou, et parcourt une partie de la Russie avant de se jeter dans la mer d'Asoph; nous indiquerons encore les bords du Volga, de la Dwina ou Boristhène.

En Italie, les marais Pontins, situés à quatre-vingt-dix kilomètres de Rome, et formés de la partie la plus basse d'une grande plaine habitée autrefois par les Volsques, sont depuis long temps abandonnés à cause de leur insalubrité. Les lieux les plus humides de cette contrée sont encore la Lombardie, où est le bassin du Pô, les bords de ce fleuve, depuis Alexandrie jusqu'à Ferrare, les rizières de Mantoue, le golfe et la mer Adriatique, depuis le cap d'Otrante jusqu'à Venise; enfin, les fameuses lagunes de Venise, formées par les eaux de la Piave et de la Brenta.

En Amérique, les lieux les plus humides sont : les bords du fleuve Saint-Laurent ou rivière du Canada, la Vera-Crux, où l'Européen peut à peine séjourner vingt-quatre heures sans danger ; la Havane, souvent le foyer de la fièvre jaune ; les côtes de Panama, Porto-Bello, Carthagène, le port d'Acapulco, les vallées du Périgrino ; Cayenne, qui ne fournit aucun écoulement aux eaux qu'elle reçoit ; une grande partie des Antilles ; les bords presque toujours marécageux de l'Orénoque et de la rivière des Amazones.

En Afrique, on trouve les côtes de Zanguebar, où l'air est malsain, et la terre peu fertile ; les environs du Niger, les bords du Zaïre, de la Gambie, du Cuama ; Sainte-Hélène, pays très-humide, malgré son élévation, ce qui est dû à l'Océan qui l'entoure ; les rivages presque déserts des parties orientales et occidentales de la rivière du Sénégal jusqu'à la Cafrerie, toute la côte étant traversée par des ruisseaux, et le terrein gras et limoneux ; sur la côte orientale se trouve l'île Mosambique, tellement humide et malsaine, que les Portugais en font un lieu d'exil pour les criminels.

Enfin, en Asie, nous citerons le Phase, qui, de tous les fleuves a le cours le plus lent, ce qui rend ses rivages brumeux, impurs et insalubres ; le Bengale, où la dysenterie est fréquente et causée par l'humidité qui règne dans cette contrée, du mois de mai au mois d'octobre ; la mer Caspienne, qui n'a point d'écoulement, dont le niveau est de cinquante à soixante pieds au-dessous de celui de la Mer-Noire, et dont l'évaporation est si forte, qu'il existe une humidité continuelle sur ses bords. Nous noterons aussi, comme pays humides de l'Asie, les bords de la Mer-Jaune, entre la Chine et la Corée, ceux du Gange, de l'Euphrate et du Tigre; les plaines de la basse Mésopotamie et les pays avoisinant le golfe Persique et le détroit d'Ormus.

L'humidité plus ou moins considérable des pays que nous venons de citer, tient pour les uns à une grande évaporation qui sature l'atmosphère et relâche tous les tissus de l'économie, et pour les autres à la nature du sol qui renferme par fois des gaz délétères produits de la décomposition des animaux et des végétaux, ce qui se reconnaît au dégagement des gaz hydrogène sulfuré et hydrogène carboné ; où comme nous le pensons à d'autres effluves impondérables qui déterminent la lésion simultanée des organes gastriques et du système nerveux.

La constitution physique et morale de l'homme, est généralement en rapport avec la nature du sol; c'est ainsi qu'un climat froid, sombre et humide, fait presque toujours contracter à l'âme des habitudes tristes, que les sentiments et les idées prennent si souvent un caractère froid, que les passions y sont peu vives ; l'énergie vitale peu développée ; alors le physique s'altère, le moral se dégrade, et comme le dit le docteur *Foderé*, « le laboureur trace péniblement et tristement » son sillon, le compagnon de ses travaux l'est aussi » de sa tristesse : point de sensibilité; on ne rit point » sur le berceau de celui qui naît ; on ne pleure pas » sur le cercueil de celui qui meurt. »

Dans une atmosphère constamment humide, il est très-rare que l'homme parvienne jusqu'à l'extrême vieillesse; son économie est souvent affaiblie par cet état de l'atmosphère ou par la nature du sol; d'où résultent des indispositions, des maladies qui usent la vie, et équivalent à l'accumulation des années.

Plus l'air sera humide, plus la transmission des miasmes deviendra prompte, et plus il sera difficile de s'en préserver; la chaleur facilite leur développement, l'humidité augmente leur action sur l'économie. Dans certaines circonstances qui sont en rapport avec l'état hygrométrique de l'air, et l'aptitude plus ou moins absorbante des individus soumis à l'influence des miasmes, il arrive qu'il y a pour les uns état d'incubation, tandis que, pour les autres, il y a une sorte d'inoculation directe. Les surfaces pulmonaires et cutanées, sont les milieux d'imprégnation, l'action partielle ou simultanée de ces deux organes atténue ou augmente l'effet malfaisant des miasmes et des effluves. On a vu des Européens être pris de mal-aise en débarquant à Saint-Domingue ou à la Martinique, se mettre au lit le même jour de leur arrivée, et mourir en moins de vingt-quatre heures. Quelle promptitude d'action! quelle subtilité vénéneuse dans ces effluves délétères en solution dans l'humidité de ce climat trop souvent meurtrier!

La position de certains pays influe sur la santé, elle établit un ordre tout particulier d'infirmités inconnues pour un autre sol. Les lieux les plus élevés la fortifient, tandis que les régions basses et humides favorisent l'état de langueur en affaiblissant les propriétés vitales. L'automne et l'hiver peuvent, par un excès d'humidité, empêcher ou retarder les crises dans les maladies.

C'est ce qui avait déjà été observé par Hippocrate dans

son traité admirable des airs, des eaux et des lieux que nous avons consulté, et qui renferme des vues profondes et utiles que les observateurs modernes ont confirmées par leurs témoignages et par leurs découvertes; il n'est pas croyable que les médecins abandonnent jamais la lecture et la méditation des chef-d'œuvres du père de la médecine.

La présence d'une quantité surabondante d'eau dans l'atmosphère, peut devenir la cause des épidémies qui agissent sur la peau, et déterminer dans certaines circonstances des rétrocessions de transpiration, et, par suite, l'inflammation des organes intérieurs, comme le poumon, ce qui peut conduire à la phthisie.

Nous avons observé que dans les pays généralement humides on est plus sujet aux altérations du foie et du poumon.

C'est au froid et à l'humidité qu'on doit les affections de poitrine si communes à Rouen, et qu'il serait possible de prévenir comme nous aurons l'occasion de le dire dans l'ouvrage que nous nous proposons de publier.

L'air poussé dans différentes directions forme des courants désignés par le nom de vents : les vents humides viennent communément du sud, du sud-est, ou de l'ouest; les premiers d'abord chauds et secs, arrivent de l'intérieur de l'Afrique; ils perdent, en passant sur la Méditerranée, une portion de leur calorique, et se chargent d'humidité; lorsque ces vents arrivent en Europe, ils donnent à l'air plus de légèreté, d'où il résulte que pressant moins toutes les surfaces de notre corps, on éprouve par ces vents chauds et humides, une diminution des forces physiques, les muscles sont comme frappés de ramollissement, l'irritabilité est considérablement diminuée, il y a gêne de la respiration, la tête devient pesante, embarrassée, les idées sont lentes, la mémoire affaiblie, le jugement paresseux ; il y a dans l'organisation physique et morale, relâchement, faiblesse, langueur, indifférence et découragement.

Lorsque nous étions chirurgien entretenu de la marine, nous avons remarqué pendant un voyage de plusieurs milliers de lieues, sur mer, que quand le vent soufflait du midi, il était rare que les marins se conservassent long-temps en bonne santé ; le scorbut ou des fièvres d'accès ne tardaient pas à se manifester.

Les vents d'ouest, chargés de vapeurs amassées sur l'océan sont communément humides ; ils sont plus fréquents en automne que dans toute autre saison ; aussi dans ce temps donnent les affections catarrhales : quand ces vents soufflent pendant quelques jours, on est généralement triste, et l'on a remarqué que c'était l'époque où l'on voyait le plus de suicides. C'est donc à la plus ou moins grande quantité d'eau que contient l'atmosphère qu'il faut attribuer cet état d'affaiblissement moral.

Les vents sont toujours modifiés par la nature des lieux sur lesquels ils passent. Les vents d'ouest, dans l'intérieur du Brésil, apportent des maladies graves et trop souvent mortelles, parce qu'ils ont passé sur des forêts très-humides. Si les vents en certaines circonstances produisent des maladies, s'ils portent avec eux la tristesse et la mort, combien d'autres fois ne peuvent-ils pas redonner la santé, en renouvellant l'air des vallées, ou en corrigeant l'excès d'humidité qui règne dans les enfoncements et dans les gorges tortueuses des montagnes ! On a remarqué que lorsqu'un vent du nord balayait les gorges sinueuses et humides de la Suisse , les habitants étaient mieux portants et avaient plus de vivacité , de gaîté , et de franchise.

L'humidité peut être considérée sous deux états ; jointe au froid ou unie à la chaleur.

On sait que l'air froid et sec détermine la tension et le raccourcissement des fibres musculaires , augmente la tonicité des organes intérieurs , tandis que l'air froid et humide , pénètre et amollit tous les corps organisés, relâche les fibres musculaires , ralentit le mouvement des fluides , affaiblit les solides et détermine l'embarras de la circulation capillaire. De là , résultent des dégénérescences et des stases précurseurs des affections lymphatiques , si fréquentes dans les pays froids où se rencontrent ces dispositions atmosphériques.

L'humidité , jointe au froid , produit donc les rétropulsions de transpiration , les empâtements , les obstructions , les œdèmes , les scrophules , le scorbut , et les douleurs rhumatismales. Son influence sur les tissus est de les macérer , en quelque sorte , par son excessive abondance , et d'anéantir la force vitale , en diminuant l'élasticité de la fibre musculaire. Ses principaux effets sont la diminution de la transpiration cutanée , à laquelle sont dues beaucoup de maladies , telles que la palatite , la pharyngite , la bronchite aiguë et chronique , la pneumonite , la colite , la diarrhée et la dysenterie , les douleurs rhumatismales et les affections dartreuses.

L'humidité unie au froid est contraire aux enfants , aux femmes et aux hommes d'une faible constitution ;

elle indispose fréquemment les vieillards , prolonge les convalescences , entretient les maladies fébriles , ainsi que les affections qui tiennent au développement du systéme lymphatique , et , produisant le relàchement de la fibre, elle retarde la cicatrisation des plaies.

On sait aussi que la chaleur n'est que la sensation produite par le dégagement du calorique qui agit sur nos organes; elle est variable dans ses degrés, et s'apprécie à l'aide du thermomètre. La chaleur comme corps dilatant a la propriété d'augmenter le volume de tous les corps soumis à son influence. Les êtres organisés vivants sont également susceptibles d'être dilatés par le calorique, ce qui se remarque dans les temps chauds ; lorsqu'une humidité modérée se joint à la chaleur atmosphérique , il y a dilatation des solides par le transport des forces de l'intérieur à l'extérièur. Si ce mouvement est considérable, et la transpiration trop excitée, il y a irritation des organes intérieurs; les sécrétions ne s'opèrent plus aussi librement, d'où suit l'altération des organes et la tendance au repos ; si l'atmosphère se trouve saturée d'humidité, la contractilité de la fibre est émoussée ; il y a langueur, relâchement général , accablement.

La chaleur humide considérée sous la même température, est beaucoup plus incommode que la chaleur sèche ; l'air chaud et humide détermine la moiteur , la respiration se fait moins librement; si la température varie, et si le froid de la nuit supprime la sueur, il en résulte le ralentissement des contractions du cœur ; les vaisseaux absorbants, surchargés d'humidité, charient à l'intérieur les molécules aqueuses, ce qui augmente le poids du corps. *Keil* parle d'un jeune homme qui, se trouvant accablé de fatigue, passa la nuit dans un air humide; le lendemain son corps avait absorbé dix-huit onces d'humidité. Plusieurs fois nous avons eu occasion d'observer qu'en séjournant quelque temps dans un endroit où l'air était très-humide, le poids du corps augmentait de quelques onces.

Lorsque nous étions sous l'équateur, entre le deuxième et le troisième degré de latitude nord, dans ces parages les nuits sont d'autant plus fraîches et humides que la chaleur du jour a été plus forte, nous avons observé qu'un soldat ayant porté son hamac sur le pont, pour reposer pendant la nuit, se réveilla ayant une bouffissure au visage, du côté gauche; cette tuméfaction, quoique assez forte, ne dépassait pas la ligne médiane de la face, le côté droit qui n'avait point été exposé à l'air, n'avait aucunement participé à cet état; le bras gauche offrait vers la main une augmentation de volume assez sensible; des fomentations avec l'infusion de sureau légèrement alcoolisée, firent diminuer cet engorgement; mais la chaleur solaire, en activant la transpiration, dissipa entièrement ce que le topique avait commencé.

L'atmosphère humide de la zône torride frappe d'atonie tous les organes. Aux Antilles, à Cayenne, au Brésil, dans les temps de l'hivernage, lorsqu'une pluie abondante survient, que les vents soufflent du sud et y restent quelques jours, on voit les habitants ressembler à des convalescents, tant la chute des forces est grande; ils sont lents et paresseux pour tout ce qui exige l'activité des forces musculaires. Ces variations de température se font encore mieux appercevoir sur les Européens arrivés depuis peu dans ces parages.

Entre les deux tropiques, l'eau tenue en dissolution
dans l'air, par l'excessive chaleur qui règne dans cette
partie du globe, est assez considérable en pleine mer,
pour couvrir d'une grande humidité tout ce qui n'est
pas exposé au soleil; cette humidité, que nous avons
remarquée pendant un séjour de près de huit mois,
dans les régions équatoriales, atteint de la rouille les
instruments d'acier, moisit les effets renfermées dans
les malles, et hâte d'une manière étonnante la putréfaction. Si l'on s'expose entre les tropiques, à la fraîcheur et à l'humidité des nuits, il en résulte une plus
ou moins prompte dégénération du sang; le fait
suivant semble le prouver: entre le deuxième et troisième degré de latitude méridionale, nous fûmes ar-
rêtés par un calme qui dura huit jours, la chaleur
était étouffante; deux matelots éprouvèrent des ver-
tiges, pour s'être exposés, tête nue, au soleil; l'un
d'eux succomba à l'inflammation des méninges; nous
n'étions à l'abri d'un soleil véritablement meurtrier,
qu'en formant des tentures avec les voiles afin de prévenir les accidents de l'insolation. La transpiration
était excessive; nous cherchions, nous demandions de
l'air, ce n'était que par l'agitation de nos vêtements
que nous nous procurions le bienfaisant avantage de
respirer un air qui, quoique chaud, avait acquis, par
ce moyen, une certaine fraîcheur qui semblait nous
rendre à la vie. La chaleur du jour était si forte, que
le soir devenait l'objet de nos souhaits; mais aussi
beaucoup payèrent chèrement le plaisir de jouir de
la fraîcheur humide qu'il apportait avec lui; vers le
milieu de la nuit, le froid était excessif; ceux qui
pendant tout ce temps dormirent sur le tillac, furent

2

presque tous victimes du scorbut. Il y avait roideur de la fibre et un état d'engourdissement général. La chaleur du jour semblait devoir dissiper cet état d'inertie ; mais la nature épuisée, ne put bientôt suffire pour ranimer ces matelots, d'abord robustes, qui comptaient trop sur leurs forces physiques ; ils succombèrent les premiers aux effets débilitants de l'humidité.

La chaleur jointe à l'humidité hâte la putréfaction, même sur les corps vivants : cela est si vrai, que nous avons vu entre les tropiques la décomposition avoir lieu avant la mort des scorbutiques ; l'odeur des malades était cadavéreuse, la vie semblait se retirer vers le centre, les extrémités mouraient avant le tronc ; la circulation finissait dans les parties éloignées du cœur, qu'on sentait encore les palpitations de cet organe, enfin, l'on pouvait suivre avec le tact l'état plus ou moins désespéré des malades (1).

Nous ferons observer que sur une vingtaine de mousses embarqués, pas un seul, dans toute notre longue campagne, ne fut atteint de la moindre affection scorbutique.

Il est peu de pays qui offrent une humidité plus constante, et des brouillards plus épais que la Guiane française. Une croisière de plus de six semaines, établie du quatrième au sixième degré de latitude nord, dans les parages de Cayenne, nous fit connaître combien l'humidité a d'influence sur la santé de l'homme. Le temps était presque toujours brumeux ; il survenait souvent des pluies abondantes et par grains. Le soleil pa-

(1) Dictionnaire des Sciences médicales, 5ome vol., page 253.

raissait-il deux à trois fois par semaine et vers le milieu
du jour, ses rayons étaient brûlants. La peau était
violemment excitée, la sueur coulait abondamment,
mais elle se supprimait, lorsqu'une pluie inattendue
ou la fraîcheur du soir et de la nuit changeait la direc-
tion des forces vitales; aussi les vicissitudes atmosphériques et la température constamment chaude et humide, firent développer des œdèmes, des diarrhées, des dysenteries. Le scorbut commençait à
se manifester, lorsque nous reçûmes l'ordre de nous
diriger plus au large; quelques degrés au nord-est,
suffirent pour faire cesser, comme par enchantement,
les maladies qui nous affligeaient avec tant d'activité.

L'humidité devient souvent funeste; il suffira de
citer la destruction des équipages de *lord Anson*. Cet
amiral croisant dans les mers du sud, vit ses équipages s'affaiblir par les effets de cette cause débilitante; pourvu de vivres frais et de légumes, il ne
put arrêter les progrès du scorbut, qui se manifesta
d'une manière effrayante.

Nous avons vu aux Antilles, ainsi qu'au Brésil,
les habitants se soustraire de deux manières bien
différentes à la pernicieuse influence de l'humidité
occasionnée par les pluies; le riche change de vête-
ment, le pauvre, au contraire, s'expose nu à l'inclé-
mence du temps.

En Afrique, sur les côtes de Guinée, on remarque
le Congo, où le temps devient si humide, dans la
saison des pluies, que toute l'organisation en est affaiblie, la respiration devient pénible, le moindre exercice occasionne des sueurs excessives. La côte méridionale de l'île de Chypre est aussi très-malsaine, par

2*

l'intempérie de l'air, et la mauvaise qualité des eaux. Les côtes de l'ancienne Cilicie sont également très-meurtrières. A *Adana*, ancienne ville d'Anatolie, les habitants abandonnent leur demeure pendant l'été; ils vont se réfugier sur les montagnes; la chaleur humide qui règne alors dans cette ville est cause de cette désertion.

Les habitants de Bassora, sont sujets à des maladies qui tiennent aux inondations de l'Euphrate. Le major *Taylor* rapporte dans la relation de son voyage aux Indes, que les Arabes irrités contre les Tartares, viennent souvent, par vengeance, saigner les digues élevées sur les bords de ce fleuve; les plaines voisines sont aussitôt submergées, et les vapeurs humides qui s'en exhalent sont fatales aux habitants.

A *Batavia*, l'air est tellement chaud et humide, que toutes les marchandises s'altéreraient en très-peu de temps, si l'on n'avait la précaution de placer les ballots, les malles et les caisses qui les renferment sur des bouteilles.

Aujourd'hui, grâces aux soins du lieutenant-général *O'owerstaten*, gouverneur actuel de Batavia, le climat est devenu plus salubre; ce général s'est acquis des droits à la reconnaissance des habitants de cette ville, par une administration aussi sage qu'éclairée; il s'est occupé de rétablir la salubrité de l'air, en faisant ouvrir des canaux qui portent à la mer des eaux jadis stagnantes; par ses soins, des marais pestilentiels sont devenus des prairies agréables; les forêts qui avoisinent la ville, ont été percées afin d'établir un courant d'air; enfin, tout ce qui intéresse l'humanité, a été

recherché par cet homme excellent, qui doit être con-
sidéré comme le bienfaiteur de cette colonie.

L'homme est modifié au physique comme au moral,
par le climat et par le sol ; dans les contrées constamment et excessivement humides, où l'air est stagnant,
chargé de vapeurs et de brouillards ; soit que la chaleur
y domine, ou que le froid s'y fasse ressentir, les habitants sont d'une constitution évidemment lymphatique ;
chez eux il y a état fluxionnaire marqué par la surabondance des liquides ; cette surabondance se reconnaît
au physique, à une taille moyenne, mais arrondie,
et à des membres généralement disproportionnés. Le
tissu de la peau est épais, mou, peu élastique ; l'é-
piderme est comme flétri, il se plisse, fuit sous la lan-
cette lorsqu'on veut vacciner. La peau de la face est
d'un blanc mat, parfois elle prend une teinte jaunâtre ;
le visage est bouffi, sans expression et sans vie, les
yeux sont tristes et abattus, le regard communément
fixe, un demi cercle noirâtre se remarque autour de
la paupière inférieure, les joues sont dépourvues de
couleur, les lèvres pâles souvent volumineuses, les
gencives boursoufflées et saignantes au moindre attou-
chement ; en outre, il existe dans toute l'économie
un état d'inertie et de langueur ; les femmes ont généralement les mamelles volumineuses, et les jambes
fortes ; elles sont sujettes aux fleurs blanches, et par-
tagent les infirmités communes aux hommes.

Dans les vallées excessivement humides, il y a engourdissement des facultés intellectuelles, absence des
désirs et des illusions qui remplissent l'âme dans les
pays chauds, où la constitution a plus de souplesse
que de force et où le caractère est plus sensible que

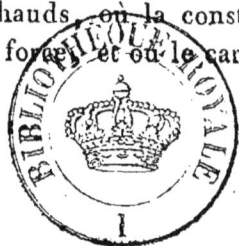

réfléchi et l'imagination plus vive. Dans ces mêmes
vallées le système nerveux, abreuvé par la lymphe, est
difficilement mis en mouvement, il en résulte un état de
calme qui n'admet ni plaisirs ni peines. La mémoire est
trop courte pour éterniser un souvenir; la vieillesse est
précoce; les habitants sont adonnés à la gloutonnerie,
leur bonheur consiste à se gorger d'aliments; dépourvus
d'énergie vitale, il y a atonie générale chez eux: l'indo-
lence, la tristesse, la pusillanimité et la superstition font
la base de leur caractère. Les tendres affections de
l'amitié leur sont inconnues; rien ne vivifiant leur
pensée, ils sont parfois égoïstes et ingrats; tels sont en
grande partie les habitants des gorges des Asturies, où
l'air est très-humide; de la vallée d'Aost, du Vallais,
de la Maurienne, des vallées du Derbyshire. Au rapport du géographe *Ortelius*, la Transylvanie, les
monts Krapacks, les montagnes de la Styrie, celles du
Japon, recèlent dans leurs flancs des êtres d'une stu-
pidité telle, qu'on les a aussi rangés sous la dénomination de *crétins*.

Dans tous ces pays on a observé que la constitution
physique et morale prenait un caractère bien diffé-
rent, selon la position plus ou moins élevée des habitations qui sont dans la même vallée; ceux qui
occupent les hauteurs sont bien constitués, sains, vi-
goureux, intelligents, tandis que ceux qui vivent dans
les lieux les plus bas, se font remarquer par la plus
grande inertie au physique comme au moral.

D'après les observations de *Saussure*, on ne voit pas
un seul crétin dans les villages situés à une hauteur de
cinq à six cents toises au-dessus du niveau de la mer.

Il a de plus remarqué, et nous avons vérifié dans

nos voyages, qu'on ne voyait pas de crétins dans les hautes vallées, ni dans les plaines ouvertes de toutes parts.

Le crétinisme est dû à l'humidité et à la stagnation de l'air renfermé par les montagnes qui entourent les vallées.

A *Sion*, capitale du Valais, ainsi que dans la cité d'*Aost*, les habitants aisés font élever leurs enfants à la montagne, jusqu'à l'âge de huit à dix ans; les personnes riches y font accoucher leurs femmes, les y laissent quelque temps, et d'heureux succès ont toujours couronné cette sage précaution.

Quant à l'habitude de vivre dans des climats humides, nous dirons que la force vitale et la flexibilité des organes de l'homme, lui permettent de vivre sous tous les climats, et que la résistance éprouvée par les indispositions que lui causent la nature du climat auquel il veut s'habituer, le rendent propre à vaincre le changement de température; ce qui prouve que le principe vital lutte sans cesse contre l'influence si essentiellement débilitante de l'humidité atmosphérique. Ce n'est même qu'à la longue, et après avoir acquis une constitution en rapport avec le climat, que l'homme arrive au point de ne rien craindre des vicissitudes des saisons et même de la continuité des plus malsaines. Partie des régiments nouveaux envoyés aux Antilles, perdent en peu de temps, et principalement à l'époque de l'hivernage, une assez grande quantité de monde.

Les fièvres méningo-gastriques et angioténiques, si communes dans les colonies, font d'autant plus de ravages sur les Européens, qu'ils se rapprochent de la constitution athlétique ou du tempérament sanguin.

Nous avons vu, à la Martinique, des officiers et des soldats déplorer la perte d'un grand nombre de leurs camarades morts de la fièvre jaune. Ceux qui avaient le bonheur d'échapper, semblaient ne plus rien redouter de l'insalubrité de ce climat dévorant. En effet, éprouvés par cette cruelle maladie, ils résistaient mieux à l'influence pernicieuse de l'humidité, ainsi qu'aux effluves délétères exhalés des marais, des criques et des savanes. Le petit nombre des militaires qui résistaient à l'influence dangereuse de cette humidité, acquéraient, à la longue, le droit d'en braver les intempéries, et pouvaient compter sur une longévité semblable à celle des naturels du pays. Il est vrai de dire que l'acclimatement ne s'obtenait qu'aux dépens de l'énergie vitale, alors bien diminuée et reconnaissable à la maigreur et à la décoloration de la face, au teint jaunâtre, désigné dans les colonies françaises, sous la dénomination de *teint patate*.

On peut acquérir par l'habitude la possibilité de s'acclimater dans un air impur, c'est ce qui arrive tous les jours aux habitants d'une partie de la Lombardie, accoutumés à respirer l'air épais de leurs vallées; ils éprouvent des maux de tête et une gêne de la respiration, lorsqu'ils vont sur des montagnes un peu élevées. La preuve que ce résultat est dû à la vivacité et a la pureté de l'air, c'est que le malaise cesse au retour dans leurs habitations.

Les changements de climat, de saison ou de température, peuvent apporter des différences dans les habitudes morales.

Les grandes chaleurs qui surviennent tout-à-coup dans les pays froids ou tempérés, affaiblissent l'imagination, parce qu'elles émoussent la sensibilité en énervant les organes des sens. Le poète *Milton* était incapable de travailler quand il faisait chaud. *Montesquieu* ne pouvait rien écrire dans la canicule. *Descartes* préférait le ciel humide et froid de la Hollande à celui du midi, son imagination était moins active, il réglait mieux ses pensées.

Il est des êtres doués d'une assez bonne constitution, pour braver l'intempérie des saisons ; ils jouissent d'une santé parfaite dans les lieux les plus malsains et peuvent parvenir à un âge assez avancé. D'autres abusent de leur constitution pour en braver les effets ; de ce nombre, nous citerons le célèbre *Howard*, dont la conduite eut toujours pour but l'utilité publique, et le soulagement de la misère ; il prétendait, à l'aide de l'humidité, braver l'air trop souvent contagieux des prisons, en se servant habituellement de linge mouillé ; avant de se mettre au lit, il s'enveloppait d'une grosse toile, qu'on avait trempée dans de l'eau froide ; il restait ainsi une demi-heure, et répétait cette opération tous les matins, avant de s'habiller. Il prétendait par-là fortifier son tempérament, et empêcher les miasmes d'arriver jusqu'à lui, précaution vaine, puisqu'il mourut à Cherson (en Crimée), atteint du typhus contracté près d'un malade qu'il avait visité.

Un savant Irlandais, nommé *Jhon Henderson*, contemporain d'*Howard*, se déshabillait jusqu'à la ceinture, faisait jouer une pompe sur ses épaules, trempait sa chemise dans l'eau de cette pompe, la mettait après, et se couchait ; il appelait cela prendre un excellent bain froid.

La Harpe contracta dans les églises la maladie dont il mourut ; elle fut occasionnée par l'humidité et la fraîcheur des lieux saints, où il passait quelquefois six heures entières, agenouillé sur le pavé.

On connaît enfin l'histoire de ce prisonnier, qui, ayant passé trente ans dans un cachot humide et infect, ne mangeant que du pain noir, buvant de l'eau, s'était toujours bien porté ; lorsqu'après une détention aussi longue, il fut mis en liberté, il ne put soutenir l'éclat du jour ; l'air trop pur de l'atmosphère gênait sa respiration, les aliments trop substantiels dont il faisait usage se digéraient avec peine ; enfin, il tomba malade, et ne recouvra la santé qu'après avoir commis un délit qui le fit réintégrer dans le cloaque d'infection d'où on l'avait tiré ; il fallut dans la suite les plus grandes précautions pour le ramener à la lumière et au monde, qu'il semblait avoir oubliés.

Les habitants des pays humides et chauds, contractent facilement des habitudes, dont ils ne se départissent qu'avec peine ; routiniers par principe autant que par paresse, ils ne savent rien créer, et n'aiment point les innovations. Les Indous, ainsi que les peuples d'Orient, qui vivent sous l'empire d'un climat chaud et humide, ont de la persévérance dans leurs mœurs et dans leurs coutumes. Les Chinois ont toujours été cités comme un peuple extraordinaire, par le respect religieux qu'ils mettent à conserver les traditions de leurs ancêtres. Les conquêtes des Tartares, les progrès de la civilisation, n'ont rien changé à leur manière de

vivre et d'agir ; cela tient évidemment à la température de ces heureux climats , où les fibres sont conti-
nuellement souples et distendues.

Il est d'observation que dans les invasions successives
qui ont eu lieu par diverses hordes de Tartares , ces
derniers ont non-seulement adopté les coutumes , les
usages , la religion et les habitudes des Chinois ; mais
encore le caractère propre des vainqueurs s'est tellement
identifié avec celui des vaincus , qu'à la cinquième ou
sixième génération, ils ont toujours paru faire partie
du même peuple , et, par-là, ils ont préparé leur
pays à de nouvelles invasions par d'autres hordes de
Tartares non-habitués, comme eux, aux mêmes in-
fluences du climat.

La complexion lymphatique produite par un climat humide et chaud , est encore entretenue dans l'O-
rient, par la coquetterie des femmes , qui , dans la
vue de plaire aux graves Musulmans , tâchent d'acquérir un embonpoint considérable. Elles sont répu-
tées belles lorsque leurs hanches représentent, des es-
pèces de coussins. Pour parvenir à ce genre de beauté,
elles font un grand usage des bains , prennent le moins
d'exercice possible , et se nourrissent d'aliments suc-
culents et nutritifs.

Relativement à l'humidité du jour et de la nuit ,
on sait que la rotation du globe sur son axe donne lieu ,
par chaque vingt-quatre heures , à deux états désignés
sous les noms de *jour* et de *nuit*. La clarté ou le jour
produit un état d'expansion qui réveille et anime tous
les êtres organisés, d'où résulte une réaction plus ou
moins puissante de l'économie animale, sur tout ce
qui tend à l'affaiblir ; aussi l'humidité est-elle moins

malfaisante le jour que la nuit ; lorsque le soleil n'é-
claire plus l'horison, l'air n'étant plus échauffé par le
dégagement du calorique, un refroidissement plus ou
moins subit de l'atmosphère commence la condensa-
tion des vapeurs humides élevées pendant tout le
jour, et ces mêmes vapeurs retombent à l'état de
serein, de rosée et de brouillard. C'est à cet état de l'atmosphère, connu sous le nom de météores, que l'on
doit aussi le dégagement des gaz délétères; ce qui rend
dangereux, principalement la nuit et au point du jour,
les pays humides et marécageux. En général l'état
d'excitation est soutenu par la lumière et les travaux
du jour.

D'après les observations de *Saussure*, une heure
après le lever du soleil, c'est le moment de la plus
grande humidité, comme le soir après le coucher de
cet astre.

L'humidité des nuits en accumulant la lymphe et
diminuant la tonicité des chairs dans l'homme et les
animaux, détermine un état de langueur qui se mani-
feste par la lenteur des mouvements, la paresse et la
frigidité. Aussi est-il constant que le froid humide des
nuits engourdit toutes les sensations. Toutefois, cette
humidité entretient ou exaspère des douleurs qui dispa-
raissent quelquefois par la seule influence des rayons
solaires; c'est peut-être ce qui a donné lieu à cet
adage médical : *Levate sole, levatur morbus.* Cette
cause est aussi la plus certaine de la rémission qui
s'observe dans les affections inflammatoires.

L'absence du soleil dans un grand nombre d'habitations est non-seulement une cause de maladies, mais
encore de langueur habituelle qui s'oppose aux crises

et prolonge les convalescences; tandis que l'influence bienfaisante des rayons du soleil et de la lumière développent tous les phénomènes de la vie.

Le froid et l'humidité nocturnes disposent aux maladies contagieuses, par la faiblesse qui en est le résultat. Le fait cité par M. *de Humbolt* (1), ne pourrait-il pas avoir pour cause l'humidité. Ce savant rapporte qu'une comtesse de Madrid perdait la voix au coucher du soleil, et ne la retrouvait qu'au point du jour. Cette paralysie toute particulière des nerfs récurrents de la huitième paire disparut entièrement sous le climat délicieux de Naples, pour reparaître de nouveau sous celui de Rome.

Les localités sont d'une telle importance, que nous croyons bien faire en empruntant à un de nos confrères l'observation suivante :

« Madame D***, âgée de quarante ans, née en » Bourgogne, vivait dans un lieu élevé où l'air était » habituellement vif et sec, sa nourriture était saine, » elle buvait souvent du vin pur, se levait matin, se » couchait de bonne heure; et comme elle jouissait » d'une certaine aisance, elle se livrait aux travaux de » la campagne, sans se fatiguer, menant ainsi une vie » régulière qui n'avait jamais été troublée que par quel- » ques légères indispositions assez ordinaires aux per- » sonnes de son sexe. Madame D*** présentait d'ailleurs » tous les caractères généraux du scrophule, et n'en » avait jamais éprouvé le moindre symptôme.

» En 1807, madame D*** vint à Paris pour y voir

_____

(1) Expériences sur l'irritabilité des muscles et des fibres nerveuses.

» une tante qui habitait à l'Abbaye-aux-Bois, rue de
» Sèvres, un rez-de-chaussée humide et peu aéré. Les
» heures du repas, celles du lever et du coucher, le
» genre de nourriture, l'air qu'elle respirait, tout fut
» changé pour elle : à la vie active des champs succéda
» la vie la plus sédentaire. Des flueurs blanches et des
» digestions pénibles se manifestèrent pour la première
» fois de sa vie, quinze jours après son arrivée. Au
» bout de trois semaines, il se manifesta un abcès
» froid au-dessus de la clavicule, les glandes du col
» et des aisselles s'engorgèrent ; bientôt des abcès
» froids se multiplièrent sur la poitrine et le dos, les
» glandes de l'aine se prirent, les toniques et les
» antiscorbutiques les plus actifs, le régime animal
» et tonique ne put arrêter les progrès de cette
» espèce de dissolution scrophuleuse. Le retour de cette
» malade dans son pays natal paraissait la seule ressource
» sur laquelle on pouvait encore fonder quelque espoir ;
» mais la malade ne se détermina à suivre ce conseil
» qu'à la dernière extrémité, et elle succomba un mois
» après son retour. »

Il est probable que la dame qui fait le sujet de cette
observation serait restée bien portante, si des devoirs à
remplir n'avaient pas nécessité un changement de lieu,
changement qui ne tarda pas à lui être funeste.

En 1813, un des officiers du régiment dont nous
étions chirurgien-major, éprouvait depuis peu de jours
des lassitudes, sa figure habituellement colorée de-
vint pâle, les gencives se gonflèrent, des taches brunes
se manifestèrent sur les jambes et les cuisses; la fai-

blesse augmentait chaque jour et l'affection scorbutique
était bien caractérisée. Nous étions alors renfermés dans
la ville de Glogau, qui était bloquée, et où les vivres
étaient peu abondants. Appelé pour lui donner des
soins, nous remarquâmes que son logement était au
rez-de-chaussée, dans une rue étroite, ses croisées au
nord; nous engageâmes cet officier à prendre un autre
logement; il vint sur la place d'armes, où son appartement plus aéré et au second étage, était exposé au midi;
au bout de peu de jours, sans médicaments, sans aucun changement dans sa nourriture, qui fut toujours
du cheval ou de la viande salée, l'amélioration de sa
santé eut lieu d'une manière sensible (1).

La ville de *Stuttgard*, capitale du royaume de
Wurtemberg, fut pendant long-temps le foyer d'un
grand nombre de fièvres intermittentes, d'affections
scrophuleuses et scorbutiques. Ces maladies, consi-
dérées alors comme endémiques, étaient dues au
voisinage d'un lac situé aux portes de cette ville. Depuis
qu'il a été comblé et desséché, toutes ces affections
maladives ont cessé; elles y sont maintenant inconnues, ou du moins fort rares.

La mortalité a beaucoup diminué en Zélande depuis
qu'on a pris soin de dessécher les marais, de cons-
truire des canaux et des digues pour faciliter l'écoulement des eaux. Ces moyens ont été employés avec

----

(1) A Rouen, le quartier Martainville offre le sol le moins élévé de la
ville; les rues y sont étroites, tortueuses, sombres et humides; aussi les
habitants ont-ils une complexion débile : ils sont pâles et offrent une diffé-
rence marquée avec ceux qui habitent les endroits élevés de cette ville.

un égal succès dans la Silésie prussienne , dans la Basse-Saxe, la Suède, le Danemarck et la Norwège.

Nous aurions maintenant à examiner la manière de se vêtir, de se loger et de se nourrir suivant les climats; les habitudes qu'il faut rompre; celles auxquelles il faut se ployer; les maladies qui peuvent être déterminées par l'humidité ; celles pour lesquelles elle peut être un agent thérapeutique, etc. , etc.: mais nous ne pourrions entrer ici dans les détails que comportent ces différents sujets, sans dépasser les limites que nous avons dû nous prescrire dans cet aperçu; ils occuperont d'ailleurs une place importante dans notre *Traité général sur l'Humidité*, dont ce travail, que nous allons terminer par l'exposé succinct de quelques-uns des moyens propres à se préserver de l'influence de l'humidité, n'est qu'un simple extrait.

Entr'autres moyens , nous citerons l'emploi des tentures en plomb laminé et en feuilles avec lesquelles on couvre le mur entier, ou la portion présumée humide de l'appartement. Pour fixer ces feuilles, on se sert de petits clous de cuivre ; le papier de tenture se colle facilement sur le plomb. Le plomb dont on se sert en Angleterre n'est pas plus épais que celui dont on fait usage pour doubler les boîtes à thé ; il se fabrique en feuilles aussi larges que celui employé pour les tentures. MM. Hutchinson et Cie en ont fabriqué dans leur belle manufacture de *Pafley-Bridge*, des échantillons qui ne pesaient que huit onces le pied carré.

Nous parlerons des vaisseaux, de ces citadelles flottantes, servant tout-à-la-fois d'entrepôt à des substances fermentescibles de basse-cour et d'hôpital, sur lesquels

il faut agir d'une manière active pour préserver les
équipages des effets malfaisants de l'humidité. Autant
il est nécessaire de maintenir la propreté sur les vaisseaux, autant il est pernicieux de laver à grande eau
les bâtiments; il vaut mieux se servir de brosses avec
une assez petite quantité d'eau pour enlever los ma-
tières putrescibles; encore est-il indispensable de
procurer un écoulement facile à l'eau surabondante,
qui ne doit jamais séjourner long-temps : on doit aussi
avoir la précaution de sécher le plus possible, avec le
faubert, les endroits lavés, et de jeter dans les batte-
ries, le pont et l'entre-pont, une certaine quantité de
sable. Nous faisons des vœux pour qu'on perde entièrement l'habitude, qu'ont la plupart des marins, de
laver les bâtiments en se tenant toujours nu jambes
dans l'eau. Pour cela, nous pensons qu'il faudrait dis-
tribuer, tant sur les vaisseaux de l'état que sur les
bâtiments marchands, une certaine quantité de bot-
tines destinées au lavage, afin d'éviter les effets dangereux de l'humidité; on préviendrait les catarrhes,
les diarrhées, les dysenteries, le typhus, les affections
strumeuses et scorbutiques, les cystites catarrhales,
les rétentions d'urine, maladies qui peuvent survenir
par ce défaut de précaution. On évitera encore de laver
les chemises à l'eau de mer, attendu que les molécules salines s'interposent entre les fils de la toile, ce
qui fait ressentir une fraîcheur humide lorsqu'on en
fait l'application sur la peau.

Nous dirons encore que les boissons toniques sont
utiles dans les pays froids et humides, ainsi donc le
vin et les liqueurs fermentées, tout en stimulant les
organes intérieurs, opèrent un surcroît d'action dans

3

tous les tissus de l'économie ; la peau même partage cet
effet stimulant : elle est augmentée dans sa vitalité ;
d'où il résulte que la transpiration insensible se fait
mieux, et que, les téguments devenant moins spon-
gieux, les vapeurs atmosphériques, ainsi que les
miasmes, ne les pénètrent que difficilement.

Pour terminer notre aperçu, nous dirons que la
ville de Rouen est généralement humide. Bornée à
l'est, au nord et à l'ouest par des montagnes, baignée
au sud par la Seine et avoisinée de forêts, resserrée
en raison de sa population, cette ville est soumise à
une humidité presque continuelle qui imprime à tout
l'organisme un état de débilité, dont les affections catarrhales et la phthisie sont fréquemment la suite.

Nous pensons que cette ville, si importante sous
bien des rapports, pourrait être l'objet de plusieurs
améliorations relatives à l'hygiène ; telles que le net-
toyement des canaux, la construction d'aqueducs pour
prévenir la stagnation des eaux dans les rues, l'éta-
blissement d'abattoirs publics hors la ville, la réunion
des boucheries dans différents quartiers, etc., etc. ;
ces détails, presque tous étrangers à notre sujet,
feront partie d'un Mémoire que nous nous proposons
de publier sur la nécessité de s'occuper de la salubrité
de la ville de Rouen.

C'est en donnant l'éveil à l'autorité qu'on est certain
d'appeler sa sollicitude sur une partie aussi essentielle,
puisqu'elle intéresse à la fois la santé et la vie des
citoyens.

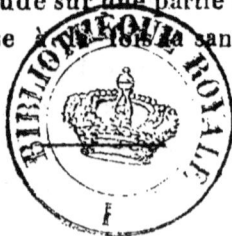